DE LA

HERNIE PROPÉRITONÉALE

ET EN PARTICULIER

D'UNE VARIÉTÉ RARE

(Hernie para-inguino-propéritonéale)

Par M. G. CÉRY

Prosecteur a l'École de Médecine de Reims

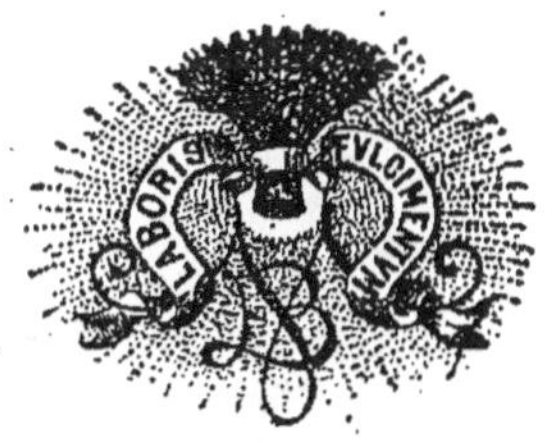

REIMS

MATOT-BRAINE, IMPRIMEUR-LIBRAIRE-ÉDITEUR

Henri MATOT, Fils et Successeur

6, Rue du Cadran-Saint-Pierre, 6

—

1890

DE LA

HERNIE PROPÉRITONÉALE

ET EN PARTICULIER

D'UNE VARIÉTÉ RARE

(Hernie para-inguino-propéritonéale)

Par M. G. CÉRY

Prosecteur a l'École de Médecine de Reims

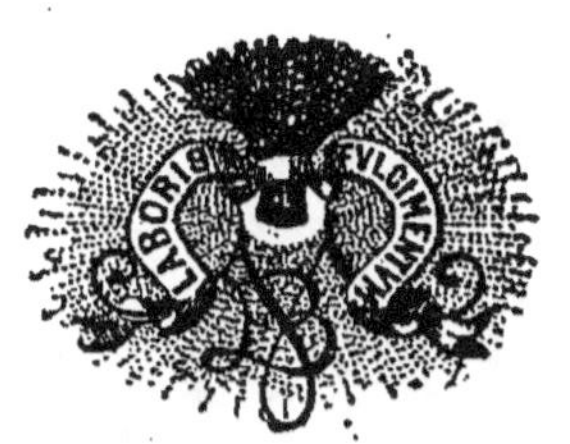

REIMS

MATOT-BRAINE, IMPRIMEUR-LIBRAIRE-ÉDITEUR

Henri MATOT, Fils et Successeur

6, Rue du Cadran-Saint-Pierre, 6

—

1890

DE LA

HERNIE PROPÉRITONÉALE

ET EN PARTICULIER

D'UNE VARIÉTÉ RARE

(Hernie para-inguino-propéritonéale)

Voici d'abord l'observation qui a été le point de départ de cette note :

Le nommé R. D..., âgé de 24 ans, de passage à Reims où il conduisait un bateau de charbon, entre dans le service du D' Moret, le 4 février 1890. Depuis huit jours il n'a pas été à la selle et n'a rendu de gaz par l'anus. Vomissements fécaloïdes. Hoquet. M. Moret, après examen et après avoir constaté une pointe de hernie à gauche, le fait immédiatement descendre dans le service de chirurgie du D' Harman.

Couché aussitôt sur le lit d'opération, cet homme se présente à nous avec les yeux brillants, un peu excavés et cerclés ; la face est rouge surtout au voisinage des pommettes ; la peau de tout le corps est hyperthermisée. Dyspnée notable. La poitrine est secouée par un hoquet très fréquent entrecoupant chaque parole ; le ventre est ballonné, tympanique, mais à peine douloureux. Rien au palper abdominal. Le pouls est fréquent et petit. Le malade n'a jamais souffert de l'abdomen, jamais il n'a eu de hernie. Il y a huit jours, il ressentit pour la première fois une douleur dans l'aine gauche dont il ne se préoccupa pas davantage sur le moment ; puis il devint constipé, vomit les aliments qu'il prenait, ne rendit plus de gaz par l'anus et nous arriva dans l'état où nous le trouvons aujourd'hui.

Voici ce que fournit un examen approfondi de la région inguino-scrotale gauche.

Le côté gauche des bourses est plus volumineux que le droit ; on y sent une masse empâtée, mate, donnant l'illusion d'un paquet de cordons roulant sous le doigt, qui ressemble à un varicocèle ancien ou à une épiplocèle. On peut faire rouler entre les doigts un petit noyau plus dur situé à la partie moyenne du scrotum. Les testicules sont à leur place, le gauche paraît seulement un peu atrophié.

En introduisant le doigt par l'orifice externe du canal inguinal, d'ailleurs très dilaté, on pénètre obliquement dans l'abdomen sans difficulté, et l'on sent les éléments du cordon bien à leur place. Vient-on à faire tousser le malade, on perçoit profondément comme une tendance d'impulsion ; on ne provoque d'ailleurs aucune douleur par l'exploration profonde.

En portant l'attention au niveau de l'orifice interne du canal inguinal, on constate une petite tumeur oblongue de la grosseur d'un œuf de pigeon semblant s'être frayé un chemin à travers la paroi abdominale au-dessus du ligament de Fallope. Elle est facilement réductible avec la pulpe du doigt et transmet parfaitément l'impulsion de la toux. L'introduction du doigt par cet orifice ne provoque aucune douleur ; l'intestin se déplace et revient peu après lorsque l'on retire le doigt.

Cette hernie, qui semble bien posséder les caractères des hernies directes dites para-inguinales (J.-L. Petit, Arnaud, Richter, Scarpa, Follin-Duplay, Duret, Broca, etc.), ne paraît cependant pas suffisante pour expliquer les phénomènes graves que présente le malade. On cherche d'ailleurs sans rien trouver, du côté de l'anneau crural et du triangle de J.-L. Petit.

Néanmoins, en l'absence de signes objectifs plus précis, et, étant donnés les signes rationnels d'un étranglement interne fournis par les commémoratifs, et ceux de péritonite que nous constatons à l'heure actuelle, MM. Harman, Guelliot et Pozzi concluent à un étranglement ayant amené déjà une péritonite grave, et décident la kélotomie d'urgence ; intervention n'ajoutant d'ailleurs aucune gravité à l'affection primitive.

Incision parallèle au grand axe du scrotum ; on tombe sur un sac cylindro-conique contenant de l'épiploon avec un peu de sérosité claire. On attire l'épiploon au dehors pour examiner l'état de l'intestin : on rencontre une petite anse congestionnée au devant d'un orifice correspondant à la base de la hernie directe, situation qui oblige le Dr Harman à prolonger l'incision en dehors vers la fossette externe. On débride sur le collet et en dehors on résèque au catgut 75 grammes d'épiploon adhérent au sac et on laisse filer le bout supérieur dans le ventre. Dissection du collet du sac d'avec les éléments du cordon qui sort sur son bord interne, et ligature de celui-là le plus haut possible en prenant en même temps un peu du bord inférieur du grand oblique. Lavage au sublimé et suture de la plaie au catgut et aux crins de Florence.

Dans la journée le malade vomit encore des matières fécaloïdes ; il est très agité, on est obligé de lui mettre la camisole (notre homme paraît alcoolique). Le soir même il pâlit subitement et meurt.

Autopsie pratiquée par M. le Dr Pozzi et nous. — Nous incisons le scrotum de haut en bas et nous constatons que le sac vient d'un orifice situé au-dessus de l'arcade de Fallope, en dehors de l'orifice

interne du canal inguinal et contre la paroi externe de celui-ci. La
fossette externe et l'anneau inguinal externe sont complètement
libres puisque le canal inguinal est largement ouvert et ne contient que les éléments du cordon.

D'ailleurs le sac descend jusqu'au fond du scrotum et le testicule
est situé à son côté interne. Disons en passant que l'épiploon ne
remplissait seulement que la moitié supérieure de ce sac.

Après avoir ouvert l'abdomen en croix, et rabattu les quadrants
sur les côtés, nous trouvons les intestins baignés dans un liquide
fécaloïde épanché dans le péritoine. La séreuse péritonéale présente
des piquetés blanc laiteux, indices d'une péritonite déjà bien établie.

Les intestins sont couleur rouge sombre et peu dilatés ; aucune
trace d'hémorrhagie interne. La suture épiploïque n'a pas cédé. En
ramenant en haut la masse intestinale comprise dans la fosse iliaque
interne gauche, nous faisons sortir d'une cavité une anse d'intestin
vide, grisâtre sur une étendue de 7 à 8 centimètres, présentant tous
les symptômes de l'étranglement et laissant voir, vers le 1/3 inférieur une petite perforation ronde, de la grosseur d'une lentille. En
examinant de près la cavité d'où nous venons de retirer de l'intestin,
cavité qui nous semblait tout d'abord formée par l'orifice interne du
canal inguinal, nous reconnaissons sans peine un diverticulum propéritonéal de la grosseur d'une forte noix, de la forme d'un dé à cou-
dre, pouvant admettre largement la pulpe du pouce, constitué aux
dépens du feuillet pariétal du péritoine et creusé entre celui-ci et le
fascia transversalis. Le fond de ce sac, comme le grand axe de celui-
ci, est dirigé obliquement en arrière, en dehors et en bas, vers la
fosse iliaque interne gauche sur le tissu cellulaire de laquelle elle
repose. Son orifice est nettement circonscrit par un bord arrondi
blanchâtre, épaissi et tranchant qui semble bien avoir été ici l'agent

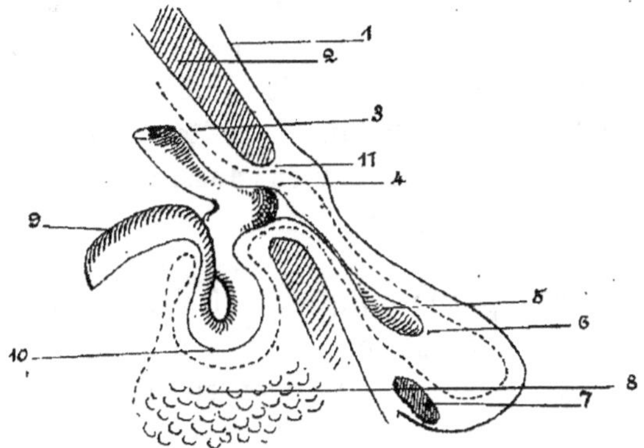

Fig. 1. — Schéma de la hernie para-inguino-propéritonéale telle qu'elle était
sur le vivant (Au 2me temps de sa formation). — 1. Peau. — 2. Paroi abdominale. — 3. Péritoine. — 4. Hernie para-inguinale. — 5. Epiploon. — 6. Sac
scrotal. — 7. Testicule. — 8. Tissu cellulaire de la fosse iliaque interne gauche.
— 9. Intestin. — 10. Sac propéritonéal. — 11. Orifice para-inguinal.

actif de l'étranglement. Il est situé contre la fossette para-inguinale, accidentelle à travers laquelle s'engageait l'anse intestinale réduite et aperçue pendant la vie, et à travers laquelle nous voyons maintenant le collet du sac scrotal, enserré par la ligature.

En résumé, notre hernie affectait la forme en bissac ; le sac scrotal simulant avec le sac propéritonéal une besace à cheval sur le ligament de Fallope. (Fig. 1).

Cette hernie nous a paru intéressante au double point de vue : *clinique* d'une part, par l'absence à peu près complète de signes objectifs, et de là par la difficulté de son diagnostic ; et *anatomique*, d'autre part, par sa disposition toute spéciale et non encore signalée qui la fait rentrer dans la classe des hernies inguino-propéritonéales, ou du moins dans l'une de ses variétés.

*
* *

La hernie *inguino-propéritonéale* (hernie propéritonéale, diverticulaire, pariéto-crurale, pariéto-inguinale, en bissac, etc.), se développe dans le tissu cellulaire sous-péritonéal, au voisinage de l'orifice inguinal profond. Le sac qui la constitue présente ordinairement un prolongement ou diverticulum *dans le canal inguinal.* (Duret). (1)

Signalée et figurée la première fois par Froriep, elle fut interprêtée par Parise qui en présenta trois cas à la Société de chirurgie en 1852 ; les chirurgiens étrangers, Baer, Dittel, Textor, Fieber, Mosetig, E. Richter, Streubel, Hilton, Lehmann, Wahl, etc., en publièrent quelques observations. Kronlein, en 1880 (2), réunit 11 observations à 14 autres de Streubel et essaya de faire de cette sorte de hernie une variété bien définie. Enfin Lutz vient aussi de publier un travail sur ce sujet. (3)

Anatomie pathologique. — Deux sacs réunis par un collet commun constituent cette hernie : l'un externe, inguinal ou scrotal, l'autre interne ou propéritonéal. Rarement le pre-

---

(1) *Thèse d'agrégation.* Paris, 1883.

(2) Kronlein, *arch. für Klin. chir.,* t. XXV, fas. 2, 1880 (traduc. par Haussmann *in arch. gén. de Méd.,* oct. et nov. 1880).

(3) Voyez les conclusions de son mémoire dans *The Medical Analectic and Epitome,* avril 1890.

mier descend jusqu'au scrotum, mais *toujours il passe par le canal inguinal*. Le sac péritonéal est généralement entre le péritoine pariétal soulevé et la partie profonde de l'abdomen. Quant au collet intermédiaire, il est allongé et couché sur le canal inguinal. Selon que le sac propéritonéal se trouve en dehors, au-dessus ou en dedans de l'orifice interne du canal inguinal, on a trois variétés de hernies propéritonéales.

1° La *variété iliaque* (fig. 3) offre un sac péritonéal dont le grand axe est dirigé vers la fosse iliaque interne dans le tissu cellulaire de laquelle repose le fond. Cet axe forme avec celui de la poche scrotale un angle obtus ouvert en dehors. La poche interne est toujours très développée : elle contient l'intestin qu'elle étrangle profondément par un orifice souvent large, rarement étroit. La poche scrotale peut être aussi développée que pour les hernies scrotales ordinaires, ou ne descendre que très peu dans le canal inguinal ; elle est ordinairement vide ou peut contenir soit de l'épiploon, soit une simple hernie aqueuse. Le collet intermédiaire n'étrangle jamais l'intestin. On a pu rencontrer les deux sacs propéritonéal et scrotal sur le même axe, d'un même côté de l'abdomen : on a affaire alors à la hernie dite *en sablier* qui peut en imposer pour une hernie réduite en masse.

2° Tous ces caractères se retrouvent dans la 2ᵉ variété, dite *vésicale*, à part la direction du grand axe du sac propéritonéal qui regarde la vessie.

3° Enfin dans la 3ᵉ variété, dite *pelvienne*, la hernie interne regarde le trou obturateur, l'ensemble affecte la forme d'une besace dont la partie moyenne, c'est-à-dire le collet intermédiaire, serait à cheval sur la branche horizontale du pubis.

Enfin, dernier point important, dans toutes les hernies inguino-propéritonéales bien observées il y aurait *ectopie testiculaire* plus ou moins haut dans le canal inguinal.

Kronlein (1) cite pourtant six observations de ces sortes de hernies dans lesquelles le testicule était à sa place normale.

On voit, d'après ce qui précède, que la hernie dont nous

____

(1) Observations de Hermann, A. Coopel, Janzer, Lehman, Fieber, Wahl.

rapportons ici l'observation semble rentrer dans la première variété des hernies propéritonéales, la variété *iliaque*, puisque le fond de son sac interne repose sur le tissu cellulaire de la fosse iliaque interne gauche. Mais nous avons vu que notre hernie s'était frayé un chemin en dehors de la fossette inguinale externe et en dehors de la paroi latérale du canal inguinal pour faire issue directement à travers la paroi abdominale et perpendiculairement à elle : c'est, comme nous l'avons dit ailleurs, une hernie *para-inguinale ;* son collet intermédiaire ne passe pas par le canal inguinal mais va directement aboutir dans le sac scrotal, de sorte que nous n'avons plus affaire ici à une hernie inguino-propéritonéale mais à une variété ectopique pour ainsi dire, et que nous appellerons *para-inguino-propéritonéale.*

Pathogénie. — Etiologie. — Diverses théories ont été émises pour expliquer la présence de ces deux sacs et le mécanisme de leur formation. Nous allons brièvement les passer en revue et chercher dans l'une d'elles l'explication de notre cas particulier.

1° *Théorie du refoulement progressif ou de la réduction partielle.* — Pour Streubel et Kronlein, l'orifice interne des hernies scrotales vient à subir la rétraction cicatricielle d'où irréductibilité à brève échéance. Dès lors les tentatives de taxis feront remonter l'anse et le collet qui la retient, sous le péritoine ; l'anse intestinale se développe alors et dilate le sac vers la fosse iliaque, ou la vessie, ou le petit bassin, en formant ainsi la deuxième poche propéritonéale.

Cependant, dit Duret, comment expliquer que la même anse qui reste dans le sac puisse se développer et produire les vastes décollements que l'on observe dans certains cas ?

Stroebel invoque aussi l'action d'un mauvais bandage ne pressant que sur l'anneau externe du grand oblique, y produisant ainsi un collet artificiel qui arrête les anses intestinales et les refoule dans le péritoine : mais on sait que ce n'est pas ce qui se produit dans le même cas pour les hernies vulgaires ; là, comme pour les cas où le testicule en ectopie inguinale vient obstruer le canal inguinal, l'intestin refoule la paroi antérieure de l'abdomen et forme la variété bien connue des hernies dites *inguino-interstitielles*. Enfin on sait aussi que les réductions en masse des hernies sont relativement fréquentes et les hernies propéritonéales beaucoup plus rares.

2° *Théorie de la formation d'un sac secondaire.* — Invoquée par Tessier pour expliquer le seul cas de hernie cruropropéritonéale qu'il trouva chez une femme. Il s'agissait évidemment d'une réduction partielle mais on ne saurait comparer cette hernie à la hernie inguinale. (Duret).

3° *Théorie de la traction intra-abdominale.* — Cloquet et Demaux ont montré que le collet peut se déplacer vers l'abdomen ou vers les bourses comme le prouvent, pour le second cas, les hernies à collets superposés. Qu'une portion du sac avance dans l'abdomen, il se fait au-dessous un nouvel étranglement : on a une tumeur en sablier, sur un même axe. Si le sac scrotal se coude on a la hernie en bissac. Cette translation du collet résulte d'adhérences de l'épiploon au sac, ou bien se produit dans un mouvement de redressement brusque dans lequel la corde mésentérique fixée à la colonne vertébrale attirerait le sac en dedans.

4° *Théorie des diverticulums.* — Il existe à l'état normal près des orifices inguinal et crural, des diverticulums péritonéaux gros comme un pois ou une noix, qui sont vides et affaissés contre la paroi abdominale. (Rokitansky, Linhart, Baer, Broca, etc.). Une anse peut s'y loger accidentellement et pousser un prolongement dans le canal inguinal.

5° *Théorie d'un vice de conformation congénital du canal péritonéo-vaginal.* ('Théorie de Duret). — Avant d'aborder la théorie de Duret, nous rappellerons en deux mots la description du canal vagino-péritonéal d'après Ramonède. Moulé le long du cordon spermatique, le canal séreux présente un premier *orifice péritonéal* situé sous un pli valvulaire : c'est la *valvule rétro-inguinale* située au-dessous de l'orifice interne du canal inguinal et regardant en bas dans la fosse iliaque ; son axe forme avec celui du canal inguinal un angle aigu à cheval sur le ligament de Fallope. Aussitôt après vient un étranglement normal situé au niveau de l'orifice interne du canal inguinal ; puis, un renflement ou *ampoule intrapariétale ;* un pas de plus, et nous tombons sur un second étranglement situé à l'orifice externe du canal inguinal ; enfin deux dernières dilatations : *l'ampoule funiculaire* et la poche *péritesticulaire.* Telle est l'anatomie du canal vagino-péritonal non encore oblitéré. (Fig. 2).

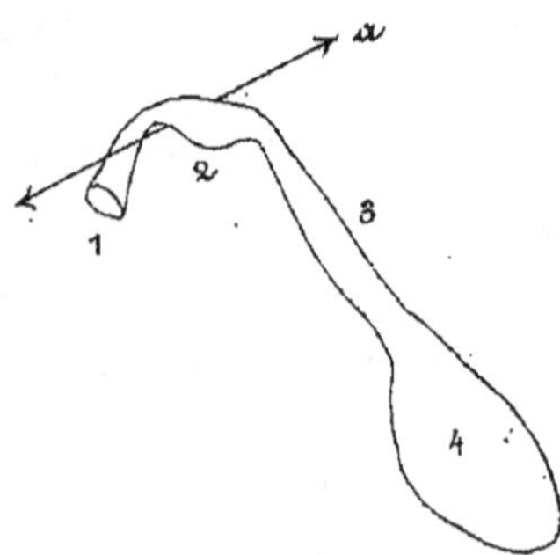

Fig. 2. — Canal vagino-péritonéal — *a.* Direction de l'arcade de Fallope. — 1. Vestibule propéritonéal. — 2. Ampoule intra-pariétale — 3. Ampoule funiculaire. — 4. Ampoule scrotale.

Or, comme le fait remarquer Duret, si la hernie propéritonéale affecte la forme en bissac, c'est précisément parce que la séreuse péritonéo-vaginale a primitivement cette forme : deux sacs, l'un occupant le canal jusqu'à l'orifice péritonéal, l'autre se dilatant dans les bourses ; le col du bissac contient le testicule, il est au niveau de l'anneau externe. Donc, toute hernie naissant dans ces conditions, sera en bissac, et le taxis répété fera passer la poche inguinale sous le péritoine, la poche scrotale restant en place et l'intestin refluant dans la poche interne, la distendra jusqu'au jour où il s'y étranglera. (Fig. 3).

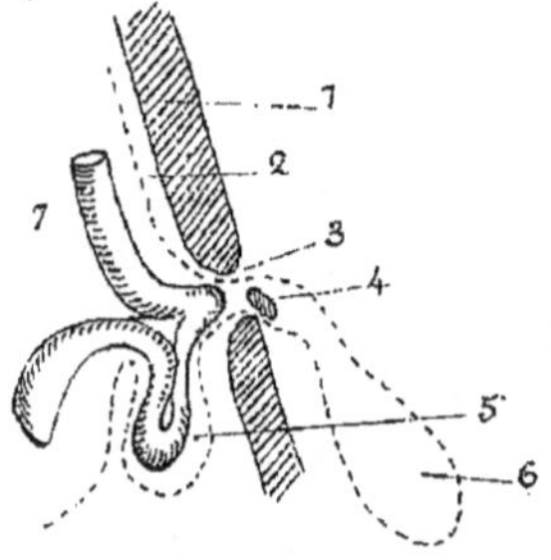

Fig. 3. — Hernie inguino-propéritonéale. (Variété iliaque). — 1. Paroi abdominale. — 2. Péritoine. — 3. Anneau inguinal externe. — 4. Testicule en ectopie inguinale. — 5. Sac propéritonéal. — 6. Sac scrotal. — 7. Intestin.

D'ailleurs, d'après Ramonède, l'ectopie testiculaire n'est même pas nécessaire : que le canal péritonéo-vaginal ne soit représenté que par sa cavité vestibulaire, il y aura hernie propéritonéale sans prolongement inguinal ; ou bien encore, que la séreuse soit oblitérée à l'orifice externe et l'on aura un prolongement intestinal qui ne dépassera pas cet endroit.

Cette dernière théorie, admise aujourd'hui par les auteurs classiques de traités de pathologie externe, est une réponse en quelque sorte à Kronlein qui, en produisant ses six cas de hernies inguino-propéritonéales sans ectopie testiculaire, semblait leur refuser toute origine congénitale ; elle montre bien qu'il y a plus que l'ectopie, c'est-à-dire qu'il y a vice de conformation du canal vagino-péritonéal, avec ou sans testicule *resté à l'aine*.

Or, dans le cas qui nous occupe, non seulement le testicule, quoique un peu atrophié, est en place normale avec le cordon, mais le collet du sac scrotal s'abouche directement à la fossette para-inguinale de néoformation que nous avons décrite : ici donc aucun doute, il n'y a pas de persistance du canal péritonéo-vaginal, et l'on ne peut plus mettre en cause la congénitalité.

Nous ne pouvons non plus adopter la théorie du refoulement progressif ; notre homme n'ayant jamais eu de hernie que depuis huit jours.

Nous avons vu d'ailleurs que la théorie de Tessier n'était pas suffisante.

Voici pour nous une hypothèse qui semblerait assez bien expliquer le mécanisme de cette hernie.

Par une des éraillures situées autour de l'orifice interne du canal inguinal, dans l'aponévrose de l'oblique, et qui, comme le fait remarquer Scarpa, lui donnent l'aspect d'une « toile simplement ourdie », par une de ces éraillures, dis-je, située en dehors de la fossette inguinale externe, une anse intestinale s'engage dans un premier temps, butte d'une part en avant contre la paroi abdominale, et de l'autre en dedans contre la paroi externe du canal inguinal ; refoulée alors en bas elle rencontre un des diverticulums propéritonéaux signalés dans la 4ᵉ théorie, le remplit et le distend jusqu'à résistance complète. (Fig. 4).

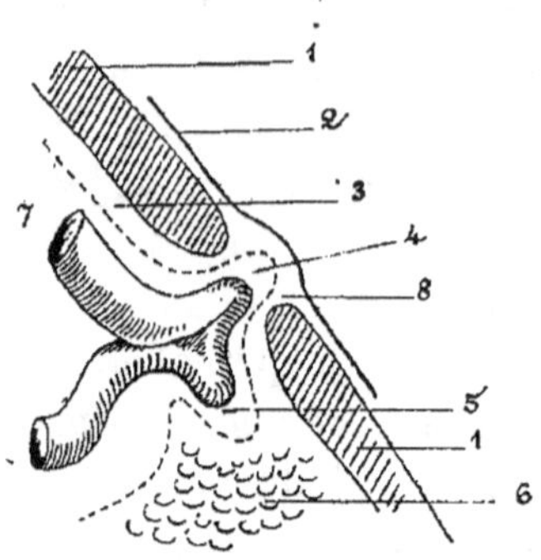

Fig. 4. — Premier temps de la formation de la hernie para-inguino-propéritonéale. (Coupe verticale du tiers externe du pli de l'aine). — 1. Paroi abdominale. — 2. Peau tissu cellulaire sous-cutané. — 3. Péritoine pariétal. — 4. Hernie para-inguinale. — 5. Hernie propéritonéale. — 6. Tissu cellulaire de la fosse iliaque interne gauche. — 7. Intestin. — 8. Orifice para-inguinal.

Dans un second temps, la hernie para-inguinale a pu se frayer une route complète à travers l'abdomen, et l'épiploon peut enfin descendre en disséquant le scrotum et refoulant le péritoine devant lui. (Fig. 1).

On le voit, pour nous la formation du sac propéritonéal aurait précédé celle du sac scrotal.

On ne peut admettre en effet la théorie de la traction intra-abdominale qui expliquerait bien la formation passive du sac propéritonéal, mais non celle simultanée de la hernie para-inguinale qui nécessite une force centrifuge.

Symptômes. — Parmi les observations de Kronlein, il en est une typique qui réunit à peu près tous les symptômes de la hernie inguino-propéritonéale.

C'est celle d'un homme de 22 ans qui se présente au chirurgien avec une pointe de hernie inguinale droite. Le *testicule* est en *ectopie inguinale* externe ; le *canal inguinal largement ouvert* admet facilement le doigt qui perçoit l'*impulsion* de la toux dans la profondeur. De plus, une *tumeur*, grosse comme le poing, fait saillie *au-dessus du ligament de Poupart,* située en dehors du canal inguinal et dirigée vers l'épine iliaque antéro-supérieure, non pas plate comme dans les éventrations (hernies inguino-interstitielles), mais *ronde* et *tympanique*. Le taxis fait filer les anses qu'elle contient.

Une pression profonde révèle un *orifice interne* du diamètre d'une pièce de deux francs, et à rebord saillant.

En même temps que disparaît la tumeur propéritonéale, la pointe inguinale entraînée fuit également.

Dans tous les cas rapportés par Kronlein, le médecin est en présence d'un étranglement qu'il croit attribuer à la constriction de la poche inguinale : il opère, mais les phénomènes persistent quand même. La mort arrive d'ailleurs, qu'il y ait eu ou non intervention.

Il faudra donc toujours dans des cas semblables, pratiquer l'exploration intra-abdominale avant d'opérer ; et, si l'on a rien découvert dans ce premier examen, s'assurer, après l'ouverture du canal inguinal, de la présence possible d'un diverticule interne.

Remarquons, en passant, combien, dans notre cas particulier, les symptômes d'étranglement avaient évolué avec peu de violence : puisque deux jours avant d'être opéré, le malade était encore sur son bateau (1). Quant au diagnostic, il était absolument impossible ; en effet, le doigt introduit par l'orifice para-inguinal n'avait pu rencontrer aucune tumeur, car la perforation ayant eu pour effet de vider l'anse étranglée, le sac péritonéal était affaissé contre la paroi abdominale.

Le *diagnostic* d'une hernie inguino-propéritonéale fut fait la première fois par Kronlein ; et renouvelé depuis lors par un certain nombre d'auteurs ; mais cette variété de hernie trop peu connue prête encore davantage aux erreurs de diagnostic, depuis que les faits ont démontré que le siège de l'étranglement, au niveau de l'orifice inguinal interne, n'était pas aussi constant qu'on l'avait cru tout d'abord. [Etranglement produit au niveau de l'orifice interne du canal par un anneau péritonéal (Laugier). Etranglement par bride épiploïque fixée à l'orifice interne (Richet. *Un. Méd.* 17 août 1882)]

Disons pour terminer que ces hernies propéritonéales ne se rencontrent pas exclusivement à la région inguinale. On

______

(1) Duret dans sa thèse dit que « les symptômes d'étranglement ont peu d'acuité » dans la hernie propéritonéale.

connaît jusqu'ici trois faits de hernie cruro-propéritonéale :
(cas de Tessier — cas d'Andrassy — et tout récemment un
cas opéré par le Dr Tuffier, relaté dans les *Bull. de Soc.
Anat.*, fév. 1890) ; et un fait de sac propéritonéal ombilical
(Terrier, *Soc. Chir.* 1881).

Traitement. — Kronlein, dans le cas qu'il a pu diagnosti-
quer (cas cité plus haut) a pu obtenir la contention à l'aide
d'un bandage. Nous ne nous étendrons pas sur le mode d'intervention dit *hernio-laparotomie* auquel ont eu recours
avec succès MM. Polaillon (*Un. Méd.* 1879), Richet (*Un
Méd.* 1882), Neuber, Kronlein (*Arch. gén. de Méd.* 1881),
etc. Nous dirons seulement que pour le cas qui nous occupe,
l'intervention tout en restant inoffensive fut inutile puisque
l'étranglement se trouvait levé par la perforation.

En résumé, nous avons voulu prouver par cette revue suc-
cincte des formes usuelles de hernies propéritonéales étu-
diées jusqu'ici, que le cas présenté par nous à la Société
Médicale, tout en se rapprochant de ces hernies par la forme
en bissac et par l'analogie des symptômes, en différait :

1° Par son origine acquise et non congénitale ;

2° Par son trajet para-inguinal et non inguinal (1) ;

2° Par son mécanisme qui, si nous n'avons pu l'expliquer
suffisamment, relève du moins d'une tout autre cause que
celles invoquées jusqu'ici.

---

(1) M. Polaillon s'est trouvé en face d'une hernie propéritonéale à sac intra-
pariétal et para-inguinal comme dans notre observation, et à sac propéritonéal.
C'était une hernie acquise également. Mais il n'y avait pas de sac scrotal.

Reims. — Imprimerie MATOT-BRAINE (Henri MATOT, Fils & Successeur),
Éditeur de l'*Annuaire des 50,000 adresses de Reims, de la Marne, de l'Aisne
et des Ardennes*, rue du Cadran-St-Pierre, 6. — *Usine à vapeur.* — **TÉLÉPHONE**